Guia de EXERCÍCIOS ILUSTRADOS para o ESTUDO DA NEUROANATOMIA

Editora Appris Ltda.
1.ª Edição - Copyright© 2021 dos autores
Direitos de Edição Reservados à Editora Appris Ltda.

Nenhuma parte desta obra poderá ser utilizada indevidamente, sem estar de acordo com a Lei nº 9.610/98. Se incorreções forem encontradas, serão de exclusiva responsabilidade de seus organizadores. Foi realizado o Depósito Legal na Fundação Biblioteca Nacional, de acordo com as Leis nos 10.994, de 14/12/2004, e 12.192, de 14/01/2010.

Catalogação na Fonte
Elaborado por: Josefina A. S. Guedes
Bibliotecária CRB 9/870

G943g 2021	Guia de exercícios ilustrados para o estudo da neuroanatomia / Márcio Moysés de Oliveira ... [et al.]. - 1. ed. - Curitiba : Appris, 2021. 111 p. ; 23 cm. Inclui bibliografia. ISBN 978-65-250-0034-3 1. Neuroanatomia. I. Oliveira, Márcio Moysés de. II. Título. III. Série. CDD – 611.8

Livro de acordo com a normalização técnica da ABNT

Appris editora

Editora e Livraria Appris Ltda.
Av. Manoel Ribas, 2265 – Mercês
Curitiba/PR – CEP: 80810-002
Tel. (41) 3156 - 4731
www.editoraappris.com.br

Printed in Brazil
Impresso no Brasil

Guia de EXERCÍCIOS ILUSTRADOS para o ESTUDO DA NEUROANATOMIA

Márcio Moysés de Oliveira
Marcelo Fernandes Souza
Elias Santana Gutemberg

Cristiane Fiquene Conti
Naiara Fonseca Ferreira
Gizele Alves Cruz

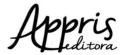

FICHA TÉCNICA

EDITORIAL	Augusto V. de A. Coelho
	Marli Caetano
	Sara C. de Andrade Coelho
COMITÊ EDITORIAL	Andréa Barbosa Gouveia (UFPR)
	Jacques de Lima Ferreira (UP)
	Marilda Aparecida Behrens (PUCPR)
	Ana El Achkar (UNIVERSO/RJ)
	Conrado Moreira Mendes (PUC-MG)
	Eliete Correia dos Santos (UEPB)
	Fabiano Santos (UERJ/IESP)
	Francinete Fernandes de Sousa (UEPB)
	Francisco Carlos Duarte (PUCPR)
	Francisco de Assis (Fiam-Faam, SP, Brasil)
	Juliana Reichert Assunção Tonelli (UEL)
	Maria Aparecida Barbosa (USP)
	Maria Helena Zamora (PUC-Rio)
	Maria Margarida de Andrade (Umack)
	Roque Ismael da Costa Güllich (UFFS)
	Toni Reis (UFPR)
	Valdomiro de Oliveira (UFPR)
	Valério Brusamolin (IFPR)
ASSESSORIA EDITORIAL	Cibele Bastos
REVISÃO	Talita Dias Tomé
PRODUÇÃO EDITORIAL	Gabrielli Masi
DIAGRAMAÇÃO	Jhonny Alves dos Reis
CAPA	Eneo LAge
COMUNICAÇÃO	Carlos Eduardo Pereira
	Débora Nazário
	Kananda Ferreira
	Karla Pipolo Olegário
LIVRARIAS E EVENTOS	Estevão Misael
GERÊNCIA DE FINANÇAS	Selma Maria Fernandes do Valle
COORDENADORA COMERCIAL	Silvana Vicente

Dedicamos esta obra aos professores de anatomia que buscam novos recursos formativos de ensino e avaliação, inspirados na visão lúdica e científica deste guia, e aos discentes que farão uso deste instrumento para o desenvolvimento de suas competências acadêmicas e profissionais.

- Os autores -

AGRADECIMENTOS

À Universidade Federal do Maranhão (UFMA) que, por meio de trabalhos interdisciplinares e articulados, tem propiciado as relações entre as unidades acadêmicas e o coletivo, bem como oportuniza o desenvolvimento social, baseado no respeito às diversidades.

À Pró-Reitoria de Assistência Estudantil (Proaes) que, por intermédio do programa Foco Acadêmico, tem sido uma das engrenagens principais para ampliar as competências dos alunos no âmbito do ensino, da pesquisa e extensão, fornecendo aos discentes que estão em vulnerabilidade socioeconômica o ensejo para o autodesenvolvimento acadêmico, sendo auxiliados por meio de bolsas, contribuindo de modo relevante/significativo para o suceder das formações profissionais e produções científicas.

Aos professores do Departamento de Morfologia do Centro de Ciências Biológicas e da Saúde (Demor/CCBS) que se encarregaram da autoria, orientação e execução desta obra.

APRESENTAÇÃO

Durante a vida acadêmica, o Prof. Dr. Márcio Moysés de Oliveira teve a oportunidade de vivenciar o talento do Prof. Dr. Gerson Cotta-Pereira que durante suas aulas – narra o professor – "usava de seu quadro para rabiscar brilhantemente com giz em várias cores as etapas embriológicas do desenvolvimento humano". A metodologia aplicada pelo professor suscita nele um interesse pela característica artística colocada harmonicamente com as atividades científicas, promovendo o aprendizado. Deixando lapidar-se com o tempo, harmoniza-se à metodologia o arquétipo lúdico, tornando a interação com a pintura parte do processo de sua obra.

Cita-se também o relato da Prof.ª Dr.ª Cristiane Fiquene Conti, que teve registrado em sua formação acadêmica a experiência formativa do ensino da neurologia na graduação médica como método de ensino integrado, tendo como mentora a Prof.ª Dr.ª Regina Maria Papais Alvarenga. Somando-se ao grupo o desejo de criar um instrumento que unisse o imaginativo com a ciência.

A obra, desde o início de sua criação tinha a característica apresentada, o desenho de partes do sistema nervoso, em que o aluno deve exercitar a pintura e fixação de seus respectivos nomes, e também são deixadas pautas para serem preenchidas e apontar observações. O guia em sua totalidade foi criado por sua equipe, desde os desenhos à arte que é exposta na capa. Dedica-se a expor um conteúdo de caráter complexo de maneira simples aos discentes dos cursos das Áreas das Ciências da Saúde e de Humanas. Os acadêmicos farão um estudo teórico com um material interativo fora da rotina da sala de aula de anatomia, deixando de lado outras ferramentas de uso monótono para o aprendizado, e as substituirão por lápis de colorir. O método consiste em um modelo de estudo primário, que favorece no ganho da noção de regras, estimula a criatividade, treina as capacidades motoras, conhecimento dos limites, expressão pessoal e alívio do estresse e da ansiedade.

Em consequência de um projeto propiciado pela UFMA, nasce a pesquisa dos autores, voltados à criação de um instrumento de ensino e avaliação de caráter didático-pedagógica formativo. O *Guia de Exercícios Ilustrados para o Estudo da Neuroanatomia* é resultado da política institucional e do programa Foco Acadêmico da Universidade Federal do Maranhão, os quais facultam aval à produção científica. O escopo dos autores é tornar agradável o aprendizado do estudo da Neuroanatomia, usando de artifícios necessários para esse alcance, dado que a metodologia tradicional torna o tema enfadonho e, somado a isso, o fato do advento da Neurofobia, que é a repulsa pelo estudo da Neurologia e Neurociências. Tal fenômeno tem ganhado palco no mundo todo, fomentando a formação de profissionais que não se destacam para as áreas citadas, portanto, fez-se claro e essencial à articulação para a montagem do exemplar e a obra recebe característica indispensável, fazendo dela um engenho para a minimização desses entraves.

O trabalho nos apresenta uma esperança desmedida de tornar possível um método dissemelhante de estudo no campo cotidiano de classe, direcionado ao aprendizado em um formato transformador, tendo o desígnio de gerar conhecimento de estado acessível. Além disso, propõe ao leitor o espaço de participar da elaboração da obra por meio de suas anotações em cada atividade.

Elias Santana Gutemberg

PREFÁCIO

A produção do conhecimento constitui-se na arte de materializar pensamentos e reflexões de ações desenvolvidas sobre um fenômeno. Essa prática é carregada de referencial político, ético, social, cultural que demarca posturas, formulações, pertinência e coerência.

Nessa acepção, a obra *Guia de Exercícios Ilustrados para o Estudo da Neuroanatomia* aparece como fruto da relação ensino-aprendizagem, mobilizada pelo cotidiano acadêmico, em que a experiência docente possibilita a construção dos saberes experienciais. Esta obra ressignifica a estratégia de ensino da Neuroanatomia, porque congrega em si a representação do conteúdo da disciplina, o entendimento dos discentes, a metodologia investigativa e didática e as consequências sociais. Ela também atende aos Parâmetros Curriculares Nacionais, no que concerne ao uso de diferentes alternativas pedagógicas para o ensino.

Os nove capítulos que constituem a obra trazem exercícios ilustrados com espaços para observações, os quais possibilitam ao aluno uma visualização preliminar das estruturas anatômicas, em um movimento interativo entre teoria e exercícios. Desse modo, cria-se a possibilidade de revisar o conteúdo por meio de uma aprendizagem ativa, na qual é exigido do aluno atenção e relação entre o conteúdo trabalhado, e o que é solicitado no exercício.

Ademais, este guia aproxima o aluno do conteúdo da Neuroanatomia, o que já é um desafio considerável, quando se leva em conta que esse aluno, recém-ingressado na universidade, vai ter de lidar com uma gama de informações, com a complexidade e a necessidade de formação, e a ampliação do seu próprio vocabulário.

Com uma função que pode ser considerada propedêutica no que concerne ao ensino da Neuroanatomia, este guia contribui de forma significativa para a compreensão de conteúdo e correlação dos aspectos anatômicos, ao demonstrar, por meio das imagens e questões, os conceitos basilares da temática abordada. Por essa razão, o uso deste instrumento didático nas aulas de Neuroanatomia pode contribuir para que os discentes assimilem melhor os conteúdos prévios indispensáveis à compreensão das disciplinas que se sucedem no curso de Medicina e, consequentemente, sobrepõem o processo multidisciplinar entre as disciplinas que compõem a aludida área do conhecimento.

Por fim, a inserção do *Guia de Exercícios Ilustrados para o Estudo da Neuroanatomia*, como recurso didático para a aprendizagem, apresenta-se como uma alternativa para estimular o aluno a refletir sobre o processo do aprender. De maneira concreta, isso ocorre quando possibilita ao aluno o pré-conhecimento pela visualização, identificação e assimilação das estruturas anatômicas, antes que ele parta para a prática nos laboratórios, estabelecendo, assim, uma conexão entre a teoria e a aprendizagem.

Dirlene Santos Barros

Professora adjunta do Departamento de Biblioteconomia da Universidade Federal do Maranhão; doutora em Ciência da Informação pela Universidade de Brasília; mestre em Ciência da Informação pela Universidade Federal da Paraíba; especialista em Gestão de Arquivos e bacharel em Biblioteconomia pela Universidade Federal do Maranhão.

SUMÁRIO

INTRODUÇÃO 17

1
HEMISFÉRIO CEREBRAL E CÓRTEX CEREBRAL 19
HEMISFÉRIO CEREBRAL – FACE LATERAL 21
HEMISFÉRIO CEREBRAL – FACE MEDIAL 23
HEMISFÉRIO CEREBRAL – FACE INFERIOR 25
HEMISFÉRIO CEREBRAL – FACE LATERAL 27
HEMISFÉRIO CEREBRAL – FACE MEDIAL 27

2
NÚCLEOS DA BASE E DIENCÉFALO 29
CÉREBRO – SECÇÃO CORONAL 31
ENCÉFALO – SECÇÃO SAGITAL MEDIANA 33

3
TRONCO ENCEFÁLICO E PARES CRANIANOS 35
TRONCO ENCEFÁLICO 37
    VISTA ANTERIOR 37
    VISTA POSTERIOR 37
TRONCO ENCEFÁLICO – CORTES TRANSVERSOS 39
    MESENCÉFALO 39
    PONTE 39
    BULBO 39
ENCÉFALO – FACE INFERIOR 41

4
MEDULA ESPINHAL E CEREBELO 43
MEDULA ESPINHAL – VISTA POSTERIOR 45
MEDULA ESPINHAL – SECÇÃO TRANSVERSAL 47
CEREBELO 49
    VISTA SUPERIOR 49
    VISTA INFERIOR 49

CEREBELO..51

VISTA LATERAL...51

SECÇÃO TRANSVERSAL....................................51

5

SISTEMA NERVOSO AUTÔNOMO, VIAS MOTORAS E VIAS SENSITIVAS 53

SISTEMA NERVOSO AUTÔNOMO (SIMPÁTICO) 55

SISTEMA NERVOSO AUTÔNOMO (PARASSIMPÁTICO)..........................57

MEDULA ESPINHAL – CORTES TRANSVERSOS..............................59

VIAS MOTORAS..59

VIAS SENSITIVAS 59

SENSIBILIDADE PROFUNDA...61

SENSIBILIDADE SUPERFICIAL..63

6

MENINGES E CIRCULAÇÃO LIQUÓRICA...............................65

MENINGES – MEDULA ESPINHAL..67

VISTA POSTERIOR..67

VISTA SECCIONAL 67

MENINGE – DURA-MÁTER (ENCEFÁLICA).....................................69

DURA-MÁTER – SEIOS DA BASE...71

MENINGES – ENCEFÁLICA...73

SECÇÃO SAGITAL MEDIANA.................................73

CIRCULAÇÃO LIQUÓRICA – CORTE CORONAL................................75

CIRCULAÇÃO LIQUÓRICA – CORTE SAGITAL................................77

7

VASCULARIZAÇÃO ARTERIAL CEREBRAL 79

VASCULARIZAÇÃO ARTERIAL CEREBRAL....................................81

POLÍGONO DE WILLIS – ESQUEMÁTICO.....................................83

8

PLEXOS NERVOSOS...85

PLEXO CERVICAL..87

PLEXO BRAQUIAL..89

PLEXO LOMBAR..91

PLEXO SACRAL..93

AUDIÇÃO E VISÃO..95

SECÇÃO ESQUEMÁTICA – AUDIÇÃO 97

SECÇÃO ESQUEMÁTICA – SISTEMA VESTIBULAR 99

VIA VESTIBULAR... 101

SECÇÃO ESQUEMÁTICA – SISTEMA COCLEAR............................... 103

VIA COCLEAR 105

VIA ÓPTICA.. 107

REFERÊNCIAS..109

APÊNDICE..111

INTRODUÇÃO

Atualmente, no processo de ensino, os educadores conjecturam que, juntamente aos conceitos teóricos desenvolvidos, os alunos desenvolvam habilidades caricatas a prática e granjeiam métodos e técnicas que lhes propiciam a atuação nos diversos campos de aplicação das disciplinas que compõem e estruturam o currículo. No entanto, assiduamente isso não ocorre, pois essa autonomia do aluno só será desenvolvida e ampliada se a aprendizagem ocorrer de forma significativa, em que a teoria seja articulada continuamente com a prática, de tal forma que, didaticamente, exista coerência entre a transmissão de conteúdos e a práxis (DAMASCENO; SABINI, 2003).

Nesse processo formativo dos acadêmicos da área de saúde temos, dentre outros, um componente curricular vultoso, a anatomia humana, a qual é compreendida como uma disciplina básica relevante para todos os estudantes ingressantes em cursos, tanto em nível técnico como superior, como destaque: Medicina, Ciências Biológicas, Fisioterapia, Educação Física, Odontologia, Farmácia, Fonoaudiologia, Enfermagem, Técnico em Enfermagem, Radiologia, entre outras. Nela, os alunos aprendem a forma e a localização das estruturas do corpo humano, correlacionando-as com suas funções (COSTA; LINS, 2012).

Dessa forma, o conhecimento da Anatomia se faz imprescindível para a compreensão dos aspectos morfofuncionais do ser humano (DANGELO; FATTINI, 2007), portanto, é de importância primária e fundamental na educação e treinamento continuado desses profissionais.

Sendo uma das primeiras áreas de estudo das Ciências da Saúde, o ensino clássico da Anatomia consiste no uso de cadáveres humanos dissecados, que representam a forma mais antiga e, ainda hoje, uma das mais utilizadas nos cursos de graduação. Atrelado a essa metodologia secular, diversos outros recursos, mais modernos, auxiliam no processo de ensino-aprendizagem, como peças anatômicas artificiais, livros atlas e até cadáveres eletrônicos. Recentemente, incluiu-se o processo de aprendizagem autodirigido baseado em problemas (PBL), com acesso individual do aluno ao laboratório morfofuncional e de informática que propiciam ao estudante, ser mais ativo no seu processo de aprendizado (COSTA; LINS, 2012).

Para desenvolver a função didática de docente, segundo Takahashi e Fernandes (2004), é preciso atuar de modo responsável pelo planejamento, organização, direção e avaliação das atividades que compõem o processo ensino-aprendizagem. O que gera o desafio de desenvolver, em disciplinas como Anatomia

Humana, novos métodos que promovam a interação da teoria com a prática, facilitando a compreensão dos conteúdos tornando-se viáveis para construção e apropriação do saber. Com isso, será utilizado o método de desenho e pintura, que deu suporte ao *fiat* genesíaco[1] da obra, na qual usa o instrumento artístico para transmissão da informação, caracterizando-se como uma técnica peculiar.

Nesse contexto, a aula é uma ferramenta predominante no processo do ensinar e aprender, na qual se cria, desenvolve e transforma as condições necessárias para que os alunos assimilem conhecimentos, habilidades, atividades e convicções, desenvolvendo, assim, competências nos âmbitos profissionais e pessoais (LIBÂNEO, 1994). O espaço dado à característica lúdica propõe uma aprendizagem de fixação, já que, enquanto são nomeadas as lacunas em branco, é apontada uma superfície para a pintura.

Objetiva-se um aprendizado semelhante ao *sui generis*[2] desenvolvido com crianças que, em âmbito escolar, praticam as atividades de pintura medrando a coordenação motora, agilidade, ritmo e percepção espacial, colimando o entendimento de seres diversos, objetos, entre outros. As competências físicas atávicas desses exercícios passados auxiliam em outras atividades no compasso anfêmero[3] dos profissionais da área em que se destina a façanha, sustentando, desse modo, a relevância do desenvolvimento continuado da atividade.

Nessa linha de pensamento, a elaboração do *Guia de Exercícios Ilustrados para o Estudo da Neuroanatomia* passa a representar um instrumento passível de ser utilizado tanto para o ensino como para a avaliação, atendendo as características do ensino centrado no aluno definidas nas novas *Diretrizes Curriculares Nacionais*.

---

[1] *Fiat* Genesíaco: "faça-se" a gênese.

[2] *Sui Generis*: do mesmo gênero.

[3] Anfêmero: cotidiano.

1

HEMISFÉRIO CEREBRAL E CÓRTEX CEREBRAL

| **EXERCÍCIOS** | **ANOTAÇÕES** |

Identifique por cores as seguintes estruturas anatômicas:

LOBO FRONTAL

- Giro pré-central
- Giro frontal superior
- Giro frontal médio
- Área orbital
- Área triangular → Giro frontal inferior
- Área opercular

LOBO PARIETAL

- Giro pós-central
- Lóbulo parietal superior
- Lóbulo parietal inferior
- Giro angular
- Giro supramarginal

LOBO TEMPORAL

- Giro temporal superior
- Giro temporal médio
- Giro temporal inferior

Identifique as seguintes estruturas anatômicas enumeradas:

1. _____
2. _____
3. _____
4. _____
5. _____
6. _____
7. _____
8. _____
9. _____

HEMISFÉRIO CEREBRAL – FACE LATERAL

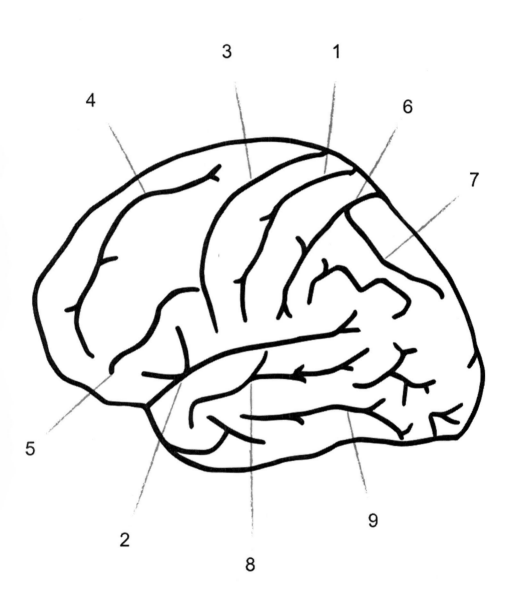

EXERCÍCIOS

Identifique por cores as seguintes estruturas anatômicas:

- ○ Corpo caloso
- ○ Septo pelúcido
- ○ Fórnix
- ○ Giro do Cíngulo
- ○ Lóbulo paracentral

LOBO FRONTAL

- ○ Giro frontal superior

LOBO PARIETAL

- ○ Área pré-cúneus

LOBO OCCIPITAL

- ○ Área cúneus

LOBO TEMPORAL

- ○ Giro Parahipocampal
- ○ Giro occipito-temporal medial
- ○ Giro occipito-temporal lateral
- ○ Giro temporal inferior

Identifique as seguintes estruturas anatômicas enumeradas:

1. _____
2. _____
3. _____
4. _____
5. _____
6. _____

ANOTAÇÕES

HEMISFÉRIO CEREBRAL – FACE MEDIAL

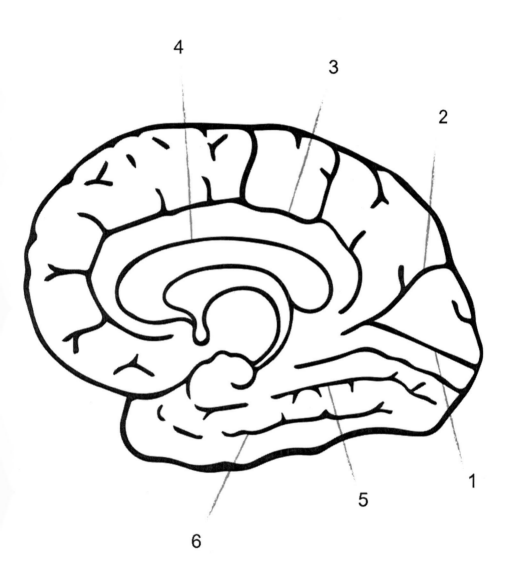

EXERCÍCIOS

Identifique por cores as seguintes estruturas anatômicas:

LOBO FRONTAL

○ Nervo olfatório
○ Giro reto
○ Giro frontal inferior
○ Quiasma óptico

LOBO TEMPORAL

○ Giro temporal inferior
○ Giro occipito-temporal lateral
○ Giro occipito-temporal medial
○ Giro parahipocampal
○ Uncus

Identifique as seguintes estruturas anatômicas enumeradas:

1. _____
2. _____
3. _____

ANOTAÇÕES

HEMISFÉRIO CEREBRAL – FACE INFERIOR

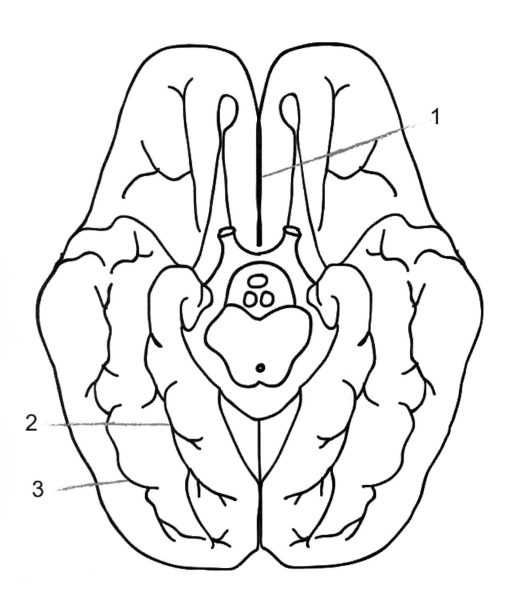

EXERCÍCIOS

Identifique por cores as seguintes estruturas anatômicas:

LOBO FRONTAL (face lateral)

- ○ Córtex motor
- ○ Córtex pré-motor
- ○ Córtex pré-frontal
- ○ Área de Broca

LOBO PARIETAL (face lateral)

- ○ Córtex sensitivo
- ○ Reconhecimento hemicorporal
- ○ Área da escrita
- ○ Área da leitura

LOBO TEMPORAL (face lateral)

- ○ Córtex auditivo

LOBO PARIETAL (face medial)

- ○ Córtex visual (pré-cúneus)

LOBO OCCIPITAL (face medial)

- ○ Córtex visual (cúneus)

LOBO TEMPORAL (face medial)

- ○ Córtex olfativo (uncus)

ANOTAÇÕES

HEMISFÉRIO CEREBRAL – FACE LATERAL

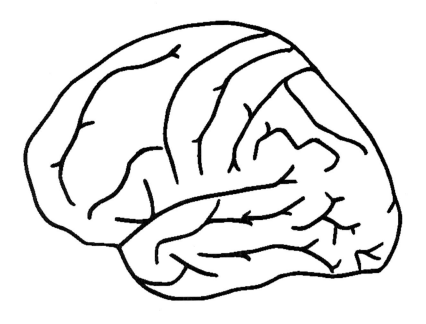

HEMISFÉRIO CEREBRAL – FACE MEDIAL

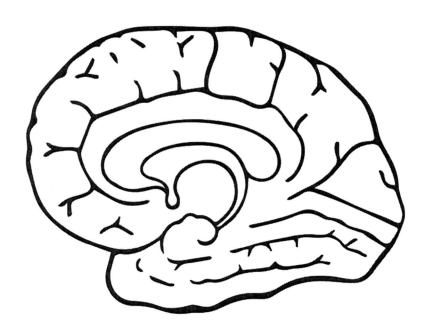

OBSERVAÇÕES GERAIS

2

NÚCLEOS DA BASE E DIENCÉFALO

EXERCÍCIOS

Identifique por cores as seguintes estruturas anatômicas:
- ⭕ Diencéfalo

NÚCLEOS DA BASE
- ⭕ Caudado
- ⭕ Putamen
- ⭕ Globo pálido ⟶ Lentiforme
- ⭕ Claustro
- ⭕ Amígdala

Identifique as seguintes estruturas anatômicas enumeradas:

1. _____
2. _____
3. _____
4. _____
5. _____
6. _____
7. _____
8. _____
9. _____
10. _____

ANOTAÇÕES

CÉREBRO – SECÇÃO CORONAL

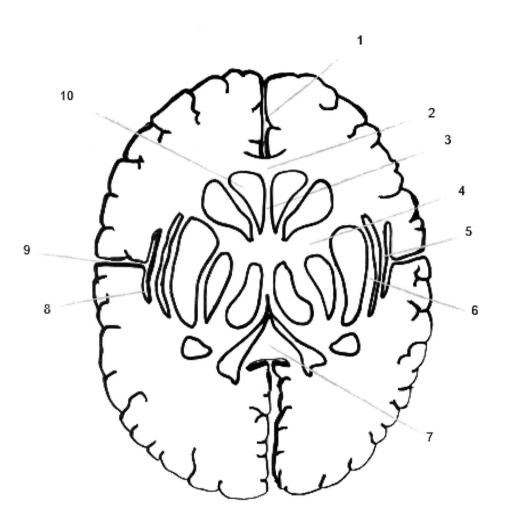

EXERCÍCIOS

Identifique por cores as seguintes estruturas anatômicas:

DIENCÉFALO

- ○ Plexo corióideo ⎤
- ○ Glândula pineal ⎦→ Epitálamo
- ○ Tálamo
- ○ Hipotálamo

Identifique as seguintes estruturas anatômicas enumeradas:

1. _____
2. _____
3. _____
4. _____
5. _____

ANOTAÇÕES

ENCÉFALO – SECÇÃO SAGITAL MEDIANA

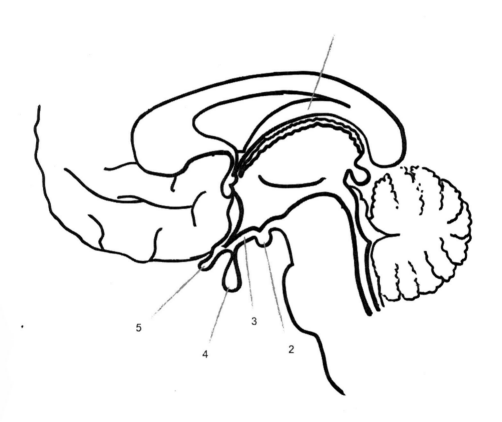

OBSERVAÇÕES GERAIS

3

TRONCO ENCEFÁLICO E PARES CRANIANOS

EXERCÍCIOS

Identifique por cores as seguintes estruturas anatômicas:

MESENCÉFALO

(vista anterior)
- O Pedúnculos cerebrais

(vista posterior)
- O Colículos superiores
- O Colículos inferiores

PONTE

(vista posterior)
- O Pedúnculos cerebelares
- O IV ventrículo (assoalho)

BULBO

(vista anterior)
- O Pirâmides bulbares
- O Olivas bulbares

(vista posterior)
- O Núcleo grácil
- O Núcleo cuneiforme

Identifique as seguintes estruturas anatômicas enumeradas:

1. _____
2. _____
3. _____
4. _____
5. _____
6. _____
7. _____
8. _____

ANOTAÇÕES

TRONCO ENCEFÁLICO

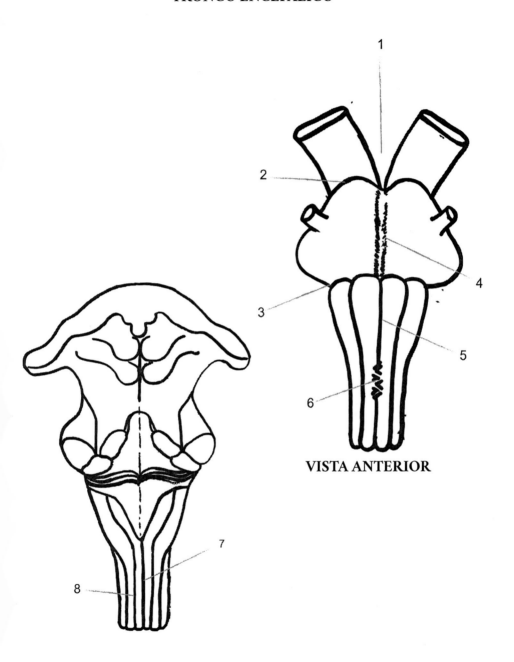

VISTA ANTERIOR

VISTA POSTERIOR

EXERCÍCIOS

ANOTAÇÕES

Identifique por cores as seguintes estruturas anatômicas:

MESENCÉFALO

- ○ Pedúnculos cerebrais
- ○ Núcleo rubro
- ○ Substância nigra

PONTE

- ○ Pedúnculo cerebelar superior
- ○ Pedúnculo cerebelar médio
- ○ Núcleos pontinos

BULBO

- ○ Pirâmides bulbares
- ○ Olivas bulbares
- ○ Núcleo grácil
- ○ Núcleo cuneiforme

Identifique as seguintes estruturas anatômicas enumeradas:

1. _____
2. _____
3. _____
4. _____
5. _____
6. _____
7. _____
8. _____
9. _____

TRONCO ENCEFÁLICO – CORTES TRANSVERSOS

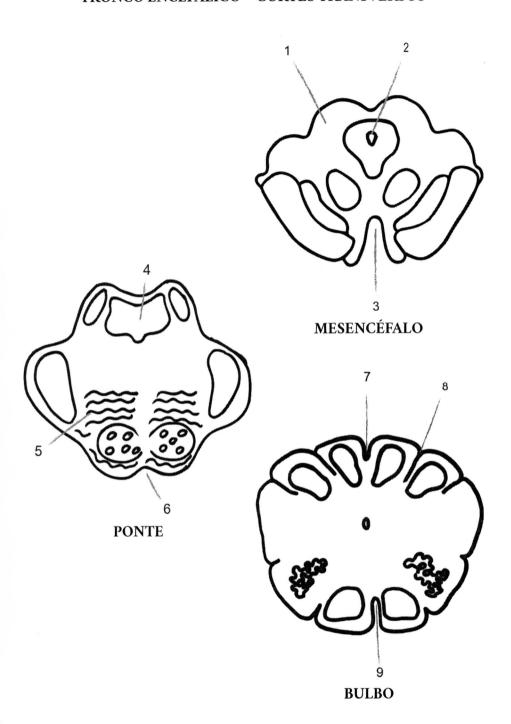

EXERCÍCIOS

Identifique por cores as seguintes estruturas anatômicas:

○ Ponte

○ Bulbo

Identifique as seguintes estruturas anatômicas enumeradas:

1. _____

2. _____

3. _____

4. _____

5. _____

6. _____

7. _____

8. _____

9. _____

10. _____

11. _____

12. _____

ANOTAÇÕES

ENCÉFALO – FACE INFERIOR

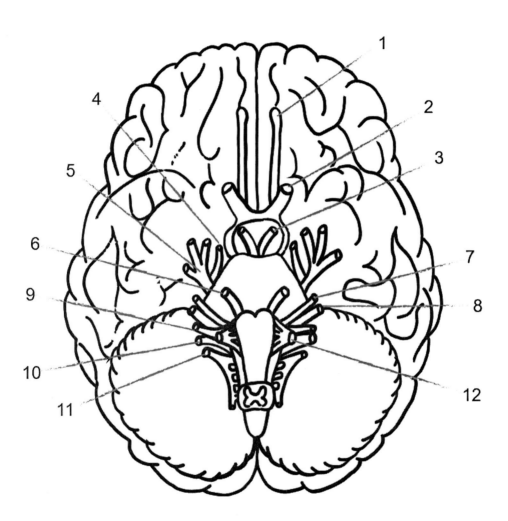

41

OBSERVAÇÕES GERAIS

4

MEDULA ESPINHAL E CEREBELO

EXERCÍCIOS

Identifique por cores as seguintes estruturas anatômicas:

MEDULA ESPINHAL

- ○ Medula espinhal
- ○ Nervos cervicais (C1-C8)
- ○ Nervos torácicos (T1-T12)
- ○ Nervos lombares (L1-L5)
- ○ Nervos sacrais (S1-S5)
- ○ Nervo coccígeo (Co1)

Identifique as seguintes estruturas anatômicas enumeradas:

1. _____
2. _____
3. _____

ANOTAÇÕES

MEDULA ESPINHAL – VISTA POSTERIOR

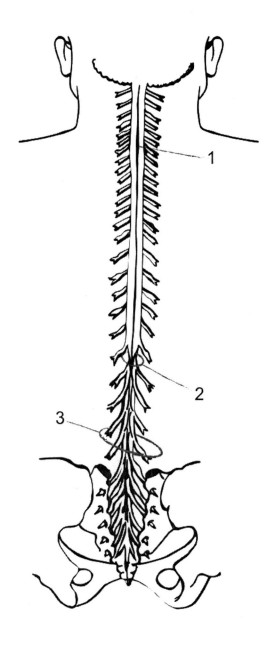

EXERCÍCIOS

Identifique por cores as seguintes estruturas anatômicas:

MEDULA ESPINHAL

- ○ Coluna posterior
- ○ Coluna anterior
- ○ Corno lateral
- ○ Funículo posterior
- ○ Funículo lateral
- ○ Funículo anterior
- ○ Raiz sensitiva posterior
- ○ Raiz motora anterior
- ○ Nervo espinhal

Identifique as seguintes estruturas anatômicas enumeradas:

1. _____
2. _____
3. _____
4. _____
5. _____
6. _____
7. _____

ANOTAÇÕES

MEDULA ESPINHAL – SECÇÃO TRANSVERSAL

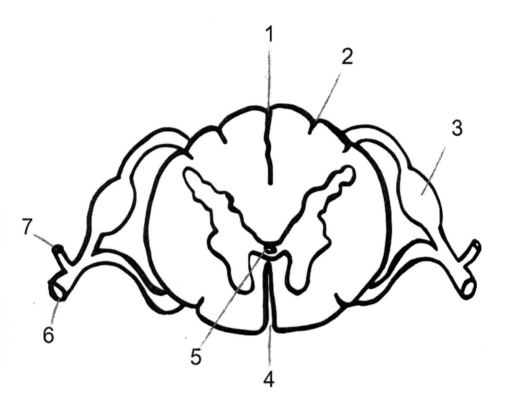

EXERCÍCIOS

Identifique por cores as seguintes estruturas anatômicas:

CEREBELO

(vista superior)

- ○ Lobo anterior
- ○ Lobo posterior
- ○ Verme do cerebelo

(vista inferior)

- ○ Lobo posterior
- ○ Lobo flóculo nodular
- ○ Verme do cerebelo

Identifique as seguintes estruturas anatômicas enumeradas:

1. _____
2. _____

ANOTAÇÕES

CEREBELO

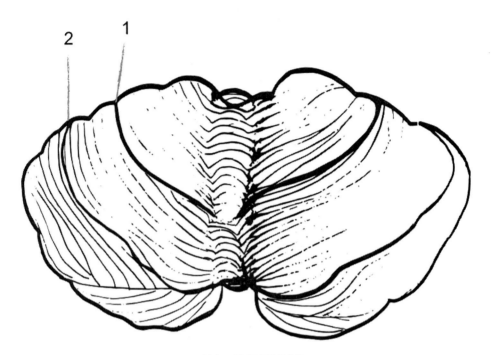

VISTA SUPERIOR

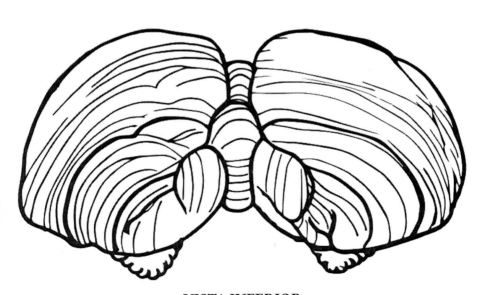

VISTA INFERIOR

EXERCÍCIOS

Identifique por cores as seguintes estruturas anatômicas:

CEREBELO

(vista lateral)
- O Lobo anterior
- O Lobo posterior
- O Lobo flóculo nodular

(corte transversal)
- O Córtex cerebelar
- O Verme do cerebelo
- O Núcleos denteados
- O Núcleos emboliformes
- O Núcleos globosos
- O Núcleos fastigiais

Identifique as seguintes estruturas anatômicas enumeradas:

1. _____
2. _____
3. _____
4. _____

ANOTAÇÕES

CEREBELO

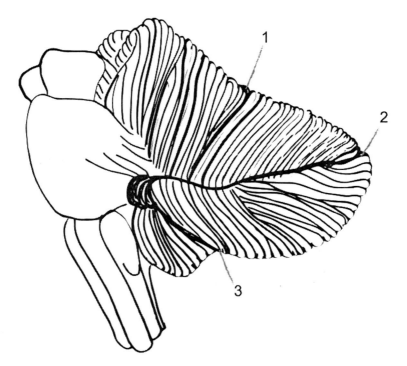

VISTA LATERAL

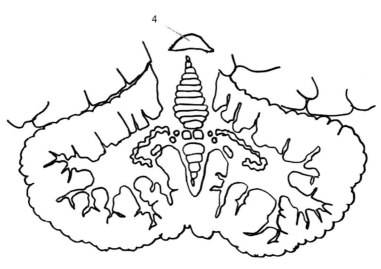

SECÇÃO TRANSVERSAL

OBSERVAÇÕES GERAIS

5

SISTEMA NERVOSO AUTÔNOMO, VIAS MOTORAS E VIAS SENSITIVAS

EXERCÍCIOS

Identifique por cores as seguintes estruturas anatômicas:

SISTEMA NERVOSO AUTÔNOMO
(Simpático)

- ○ Cadeia ganglionar paravertebral
- ○ Gânglio celíaco
- ○ Gânglio mesentérico superior
- ○ Gânglio mesentérico inferior
- ○ Segmento medular (T1-L2)

Identifique as seguintes estruturas anatômicas enumeradas:

1. _____
2. _____
3. _____
4. _____

ANOTAÇÕES

SISTEMA NERVOSO AUTÔNOMO (SIMPÁTICO)

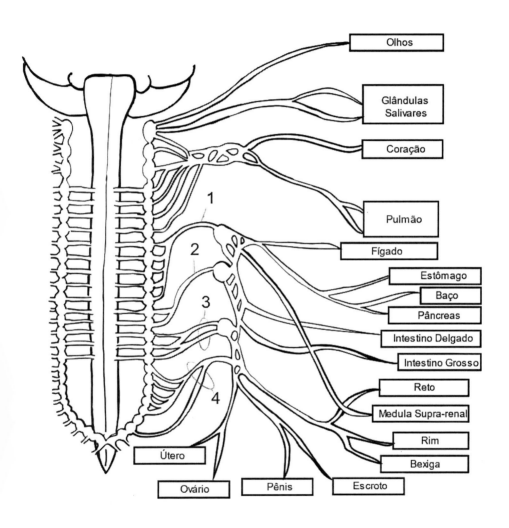

55

EXERCÍCIOS

Identifique por cores as seguintes estruturas anatômicas:

SISTEMA NERVOSO AUTÔNOMO

(Parassimpático)

○ Gânglio pterigopalatino
○ Gânglio ciliar
○ Gânglio submandibular
○ Gânglio ótico
○ Gânglios intramurais
○ Segmento medular (S2-S4)

Identifique as seguintes estruturas anatômicas enumeradas:

1. _____
2. _____
3. _____
4. _____
5. _____

ANOTAÇÕES

SISTEMA NERVOSO AUTÔNOMO (PARASSIMPÁTICO)

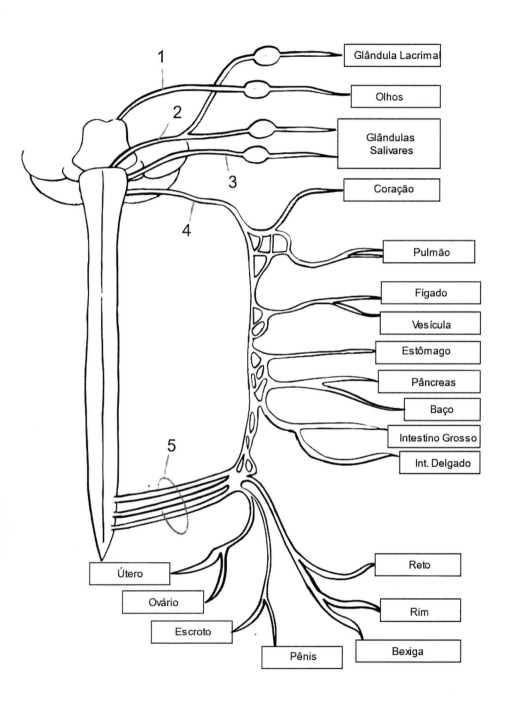

EXERCÍCIOS

Identifique por cores as seguintes estruturas anatômicas:

VIAS MOTORAS

(Piramidal)
- ○ Trato córtico-espinhal anterior
- ○ Trato córtico-espinhal lateral

(Extrapiramidal)
- ○ Trato rubro-espinhal
- ○ Trato retículo-espinhal
- ○ Trato vestíbulo-espinhal
- ○ Trato teto-espinhal

VIAS SENSITIVAS

(Sensibilidade profunda consciente)
- ○ Fascículo grácil
- ○ Fascículo cuneiforme

(Sensibilidade superficial)
- ○ Trato espinotalâmico anterior
- ○ Trato espinotalâmico lateral

(Sensibilidade profunda subconsciente)
- ○ Trato espinocerebelar anterior
- ○ Trato espinocerebelar posterior

ANOTAÇÕES

MEDULA ESPINHAL – CORTES TRANSVERSOS

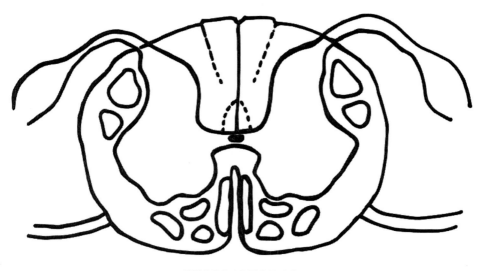

VIAS MOTORAS

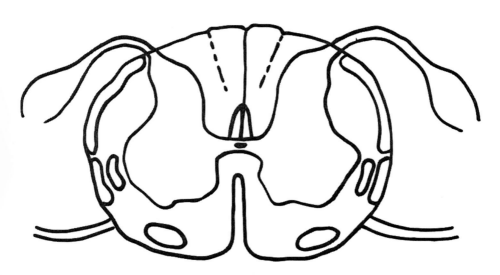

VIAS SENSITIVAS

EXERCÍCIOS

Identifique por cores as seguintes estruturas anatômicas:

VIAS SENSITIVAS

(Sensibilidade profunda consciente)
- ○ 1º neurônio sensitivo
- ○ 2º neurônio sensitivo
- ○ 3º neurônio sensitivo
- ○ Funículo posterior
- ○ Núcleos grácil e cuneiforme
- ○ Tálamo

Identifique as seguintes estruturas anatômicas enumeradas:

1. _____
2. _____
3. _____

ANOTAÇÕES

SENSIBILIDADE PROFUNDA

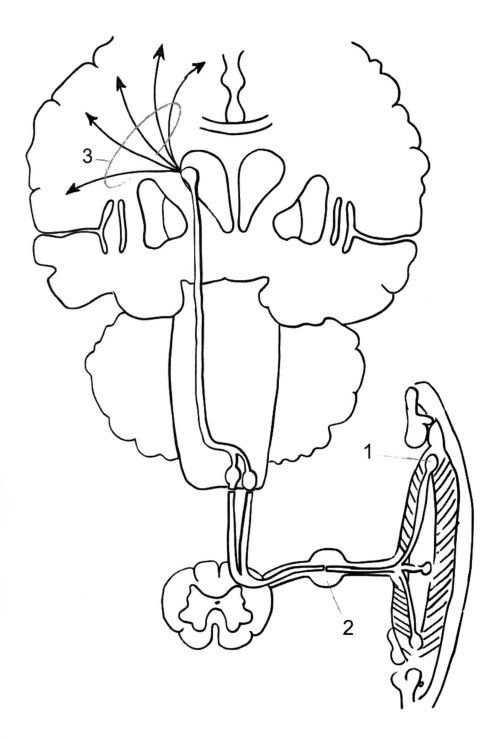

EXERCÍCIOS

Identifique por cores as seguintes estruturas anatômicas:

VIAS SENSITIVAS

(Sensibilidade superficial)

- ○ 1º neurônio sensitivo
- ○ 2º neurônio sensitivo
- ○ 3º neurônio sensitivo
- ○ Funículo lateral
- ○ Funículo anterior
- ○ Tálamo

Identifique as seguintes estruturas anatômicas enumeradas:

1. _____
2. _____
3. _____

ANOTAÇÕES

SENSIBILIDADE SUPERFICIAL

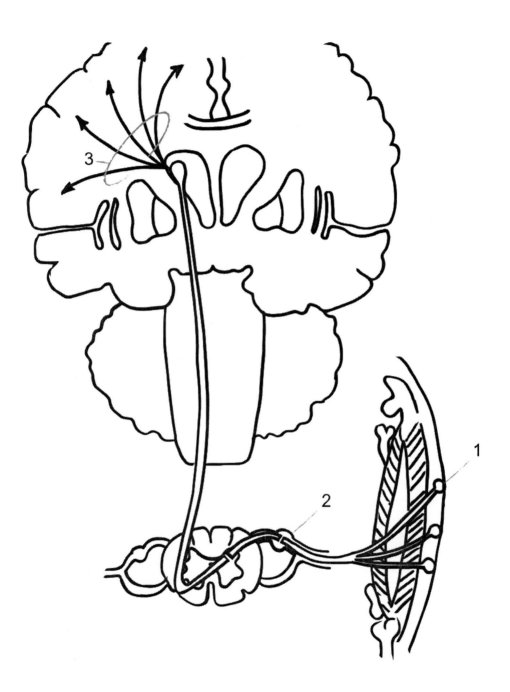

OBSERVAÇÕES GERAIS

6

MENINGES E CIRCULAÇÃO LIQUÓRICA

EXERCÍCIOS

Identifique por cores as seguintes estruturas anatômicas:

MENINGES (Medula espinhal)

- vista posterior
  - ○ Dura-máter
  - ○ Aracnoide
  - ○ Pia-máter
- vista seccional
  - ○ Espaço epidural
  - ○ Espaço subdural
  - ○ Espaço subaracnóideo

Identifique as seguintes estruturas anatômicas enumeradas:

1. _____
2. _____
3. _____

ANOTAÇÕES

MENINGES – MEDULA ESPINHAL

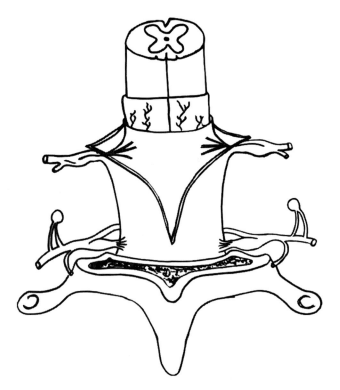

VISTA POSTERIOR

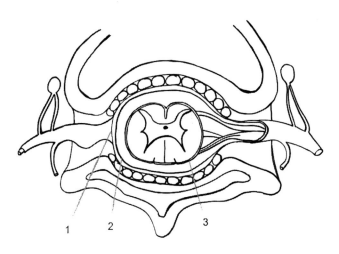

VISTA SECCIONAL

EXERCÍCIOS

Identifique por cores as seguintes estruturas anatômicas:

MENINGES (Encefálica)

Dura-máter
- Seio sagital superior
- Seio sagital inferior
- Seio reto
- Seio occipital
- Seio transverso
- Seio sigmoide
- Confluência dos seios

Identifique as seguintes estruturas anatômicas enumeradas:

1. _____
2. _____
3. _____
4. _____

ANOTAÇÕES

MENINGE – DURA-MÁTER (ENCEFÁLICA)

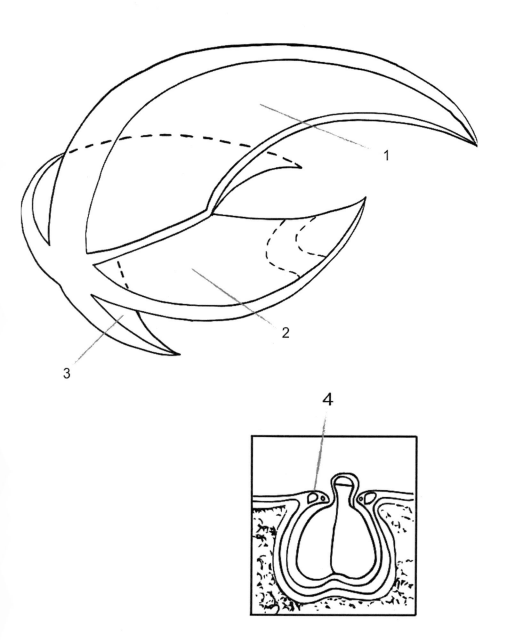

EXERCÍCIOS

Identifique por cores as seguintes estruturas anatômicas:

MENINGES (Encefálica)

Dura-máter

- ○ Seio reto
- ○ Seios transversos
- ○ Seio sigmoide
- ○ Confluência dos seios
- ○ Seio petroso superior
- ○ Seio petroso inferior
- ○ Seio esfeno-parietal
- ○ Seio cavernoso
- ○ Plexo basilar

ANOTAÇÕES

DURA-MÁTER – SEIOS DA BASE

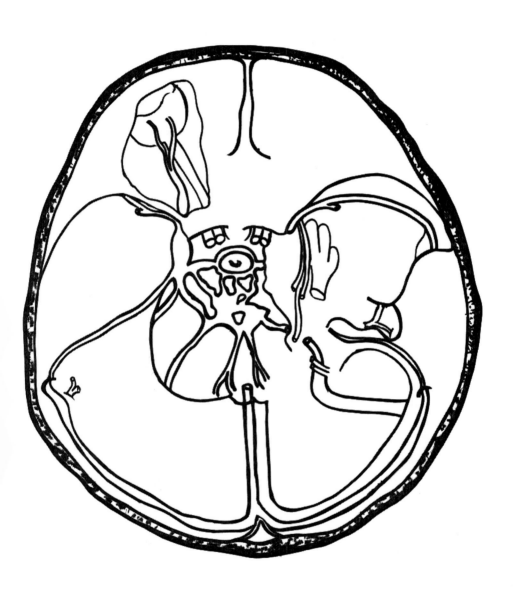

EXERCÍCIOS

Identifique por cores as seguintes estruturas anatômicas:

MENINGES (Encefálica)

Dura-máter
- ○ Seio sagital superior
- ○ Seio reto
- ○ Seio occipital
- ○ Confluência dos seios

Aracnoide
- ○ Espaço subaracnoideo

Identifique as seguintes estruturas anatômicas enumeradas:

1. _____

2. _____

3. _____

4. _____

5. _____

ANOTAÇÕES

MENINGES – ENCEFÁLICA

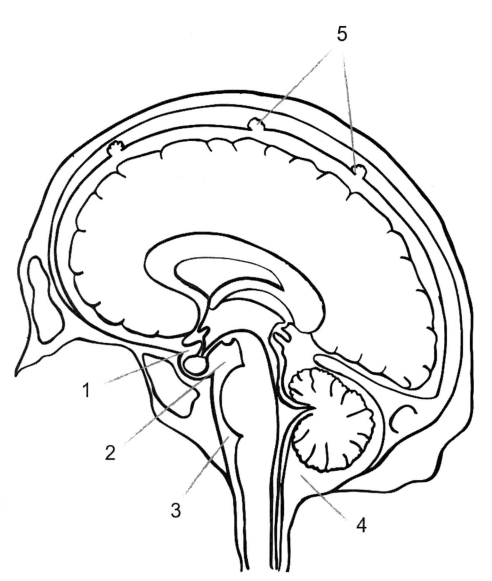

SECÇÃO SAGITAL MEDIANA

EXERCÍCIOS

Identifique por cores as seguintes estruturas anatômicas:

CIRCULAÇÃO LIQUÓRICA

(Corte Coronal)

○ Ventrículos laterais
○ III ventrículo
○ Aqueduto mesencefálico
○ IV ventrículo
○ Canal central da medula

Identifique as seguintes estruturas anatômicas enumeradas:

1. _____
2. _____

ANOTAÇÕES

CIRCULAÇÃO LIQUÓRICA – CORTE CORONAL

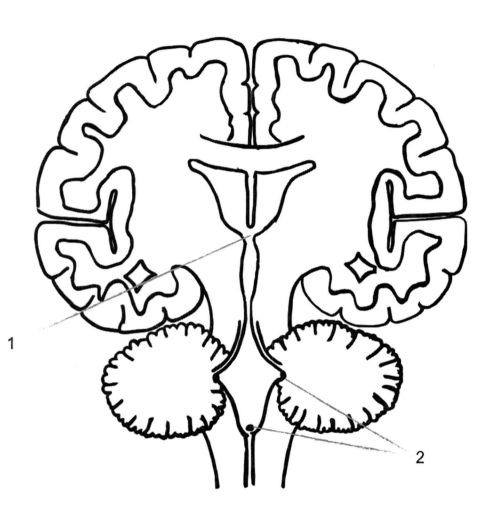

EXERCÍCIOS

Identifique por cores as seguintes estruturas anatômicas:

CIRCULAÇÃO LIQUÓRICA

(Corte Sagital)

- ○ Ventrículos laterais
- ○ III ventrículo
- ○ Aqueduto mesencefálico
- ○ IV ventrículo
- ○ Canal central da medula
- ○ Espaço subaracnoideo

Identifique as seguintes estruturas anatômicas enumeradas:

1. _____

2. _____

ANOTAÇÕES

CIRCULAÇÃO LIQUÓRICA – CORTE SAGITAL

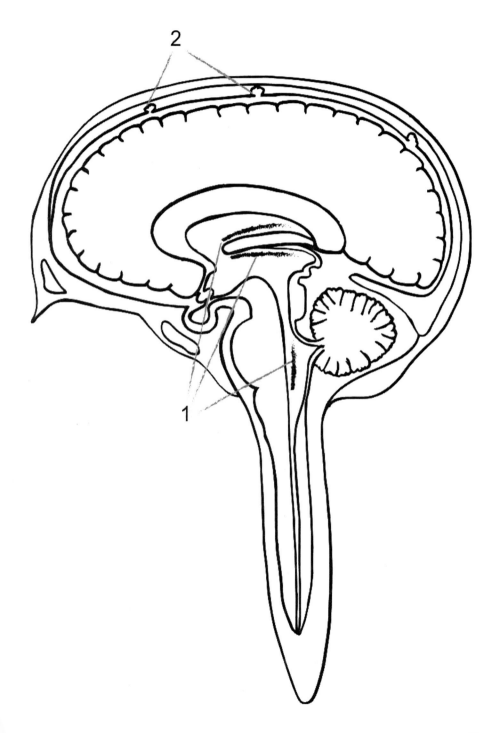

OBSERVAÇÕES GERAIS

7

VASCULARIZAÇÃO ARTERIAL CEREBRAL

EXERCÍCIOS

Identifique por cores as seguintes estruturas anatômicas:

RAMOS DA CARÓTIDA INTERNA

- ○ Cerebral anterior
- ○ Cerebral média
- ○ Comunicante posterior
- ○ Coroidal anterior

RAMOS DAS VERTEBRAIS

- ○ Espinhal anterior
- ○ Cerebelar inferior posterior
- ○ Basilar

RAMOS DA BASILAR

- ○ Cerebelar inferior anterior
- ○ Labiríntica
- ○ Pontinas
- ○ Cerebelar superior
- ○ Cerebral posterior

Identifique a seguinte estrutura anatômica enumerada:

1. _____

2. _____

3. _____

ANOTAÇÕES

VASCULARIZAÇÃO ARTERIAL CEREBRAL

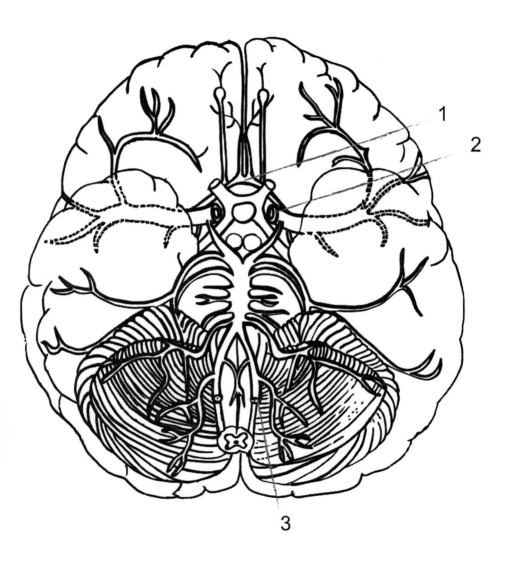

EXERCÍCIOS

Identifique por cores as seguintes estruturas anatômicas:

- ○ Carótida interna
- ○ Vertebral
- ○ Basilar

POLÍGONO DE WILLIS

- ○ Cerebral anterior
- ○ Cerebral média
- ○ Cerebral posterior
- ○ Comunicante anterior
- ○ Comunicante posterior

ANOTAÇÕES

POLÍGONO DE WILLIS – ESQUEMÁTICO

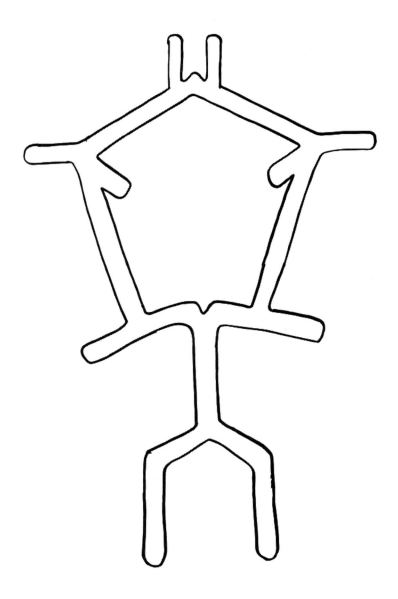

OBSERVAÇÕES GERAIS

8

PLEXOS NERVOSOS

EXERCÍCIOS

Identifique por cores as seguintes estruturas anatômicas:

NERVOS DO PLEXO CERVICAL

- Alça cervical
- Cervical transverso
- Supraclaviculares
- Auricular magno
- Occipital menor
- Frênico

ANOTAÇÕES

PLEXO CERVICAL

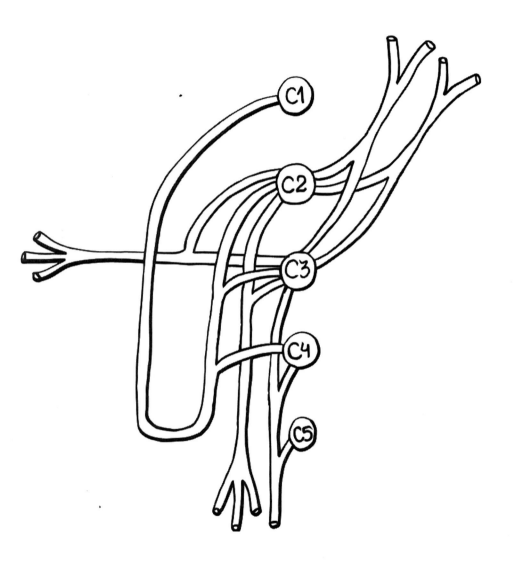

| EXERCÍCIOS | ANOTAÇÕES |

Identifique por cores as seguintes estruturas anatômicas:

NERVOS DO PLEXO BRAQUIAL

- O Escapulodorsal
- O Supraescapular
- O Subescapular inferior
- O Subescapular superior
- O Toracodorsal
- O Cutâneo medial do braço
- O Cutâneo medial do antebraço
- O Peitoral medial
- O Peitoral lateral
- O Torácico longo
- O Axilar
- O Musculocutâneo
- O Mediano
- O Ulnar
- O Radial

Identifique as seguintes estruturas anatômicas enumeradas:

1. _____
2. _____
3. _____
4. _____
5. _____
6. _____

PLEXO BRAQUIAL

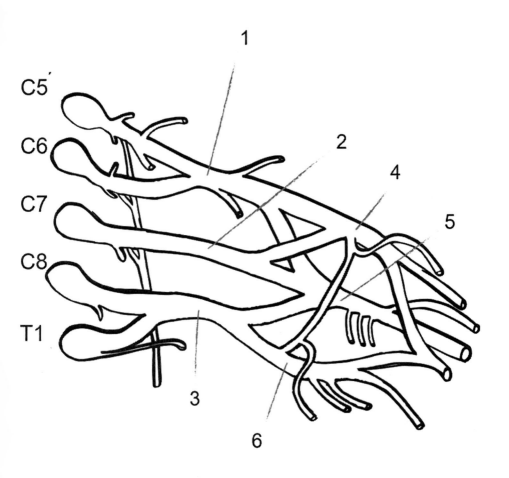

EXERCÍCIOS

Identifique por cores as seguintes estruturas anatômicas:

NERVOS DO PLEXO LOMBAR

- ○ Ílio-hipogástrico
- ○ Ílioinguinal
- ○ Genitofemoral
- ○ Cutâneofemoral lateral
- ○ Femoral
- ○ Obturatório
- ○ Tronco lombossacral

ANOTAÇÕES

PLEXO LOMBAR

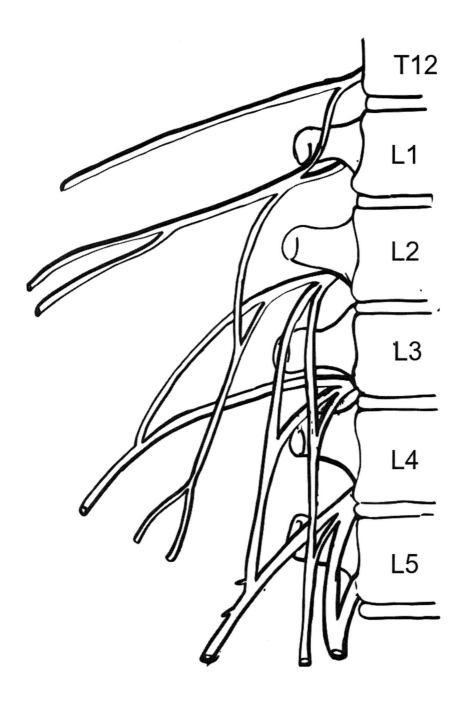

EXERCÍCIOS

Identifique por cores as seguintes estruturas anatômicas:

NERVOS DO PLEXO SACRAL

- Glúteo superior
- Glúteo inferior
- Isquiático
- Cutâneo posterior da coxa
- Pudendo

ANOTAÇÕES

PLEXO SACRAL

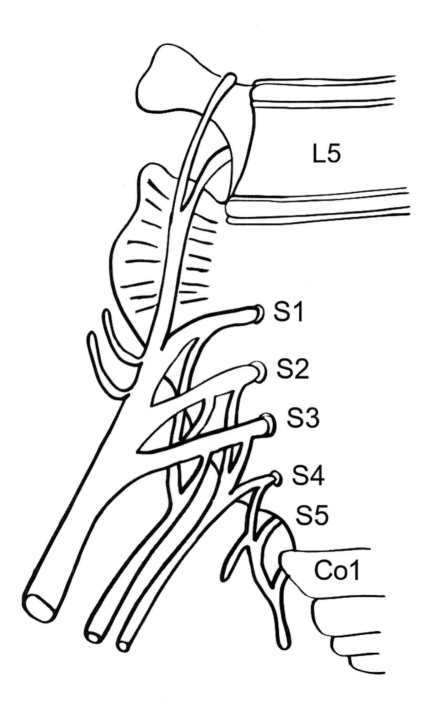

OBSERVAÇÕES GERAIS

9

AUDIÇÃO E VISÃO

EXERCÍCIOS

Identifique por cores as seguintes estruturas anatômicas:

AUDIÇÃO

Orelha externa
- ○ Meato acústico externo
- ○ Membrana timpânica

Orelha média
- ○ Cavidade timpânica
- ○ Martelo
- ○ Bigorna
- ○ Estribo
- ○ Tuba auditiva

Orelha interna
- ○ Canais semicirculares
- ○ Vestíbulo
- ○ Cóclea
- ○ Nervo vestíbulo-coclear

Identifique as seguintes estruturas anatômicas da orelha interna enumeradas:

1. _____

2. _____

_____

ANOTAÇÕES

SECÇÃO ESQUEMÁTICA – AUDIÇÃO

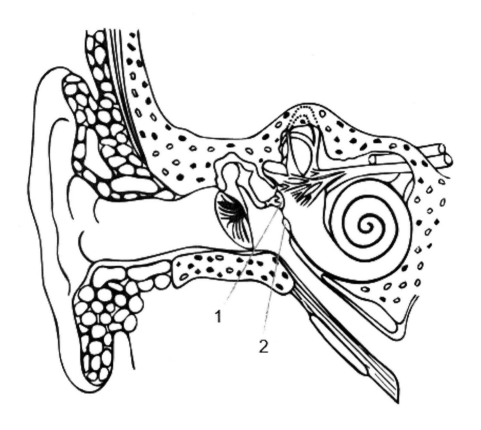

EXERCÍCIOS

Identifique por cores as seguintes estruturas anatômicas:

SISTEMA VESTIBULAR

(Figura 1)
- ○ Labirinto ósseo
- ○ Labirinto membranáceo
- ○ Utrículo
- ○ Sáculo

(Figura 2)
- ○ Endolinfa
- ○ Cúpula
- ○ Células ciliadas ⎤
- ○ Células de sustentação ⎦ ►Crista

(Figura 3)
- ○ Massa gelatinosa
- ○ Estatocônios (otólitos)
- ○ Células ciliadas ⎤
- ○ Células de sustentação ⎦ ►Mácula

Identifique as seguintes estruturas anatômicas enumeradas:

1. _____
2. _____
3. _____
4. _____
5. _____
6. _____

ANOTAÇÕES

SECÇÃO ESQUEMÁTICA – SISTEMA VESTIBULAR

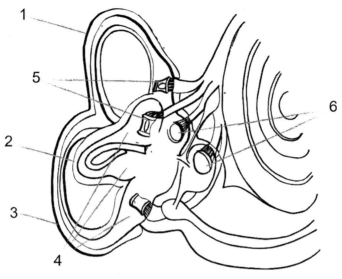

FIGURA 1

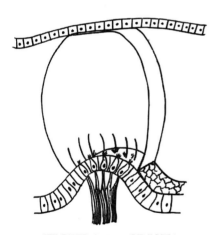

FIGURA 2 – CRISTA

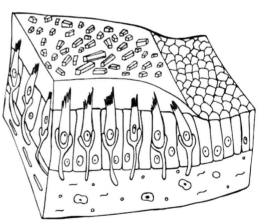

FIGURA 3 – MÁCULA

EXERCÍCIOS

Identifique por cores as seguintes estruturas anatômicas:

VIA VESTIBULAR

- ○ Sistema vestibular
- ○ Nervo vestibular
- ○ Núcleo vestibular
- ○ Colículos superiores
- ○ Núcleo rubro

Identifique as seguintes estruturas anatômicas enumeradas:

1. _____
2. _____
3. _____

ANOTAÇÕES

VIA VESTIBULAR

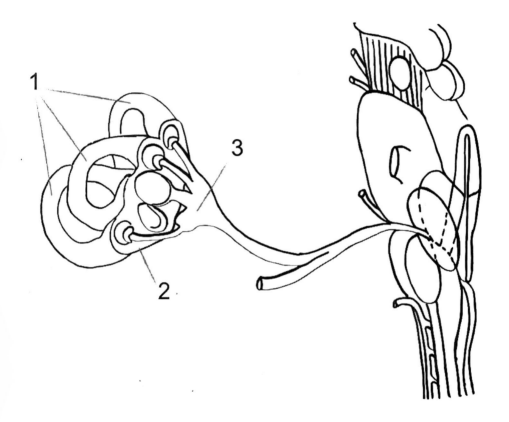

EXERCÍCIOS

Identifique por cores as seguintes estruturas anatômicas:

CÓCLEA

(Figura 1)
- ○ Rampa timpânica (perilinfa)
- ○ Rampa vestibular (perilinfa)
- ○ Ducto coclear (endolinfa)
- ○ Órgão espiral de Corti
- ○ Nervo coclear

(Figura 2)
- ○ Membrana tectória
- ○ Células ciliadas
- ○ Células de sustentação
- ○ Membrana basilar

Identifique as seguintes estruturas anatômicas enumeradas:

1. _____
2. _____
3. _____

ANOTAÇÕES

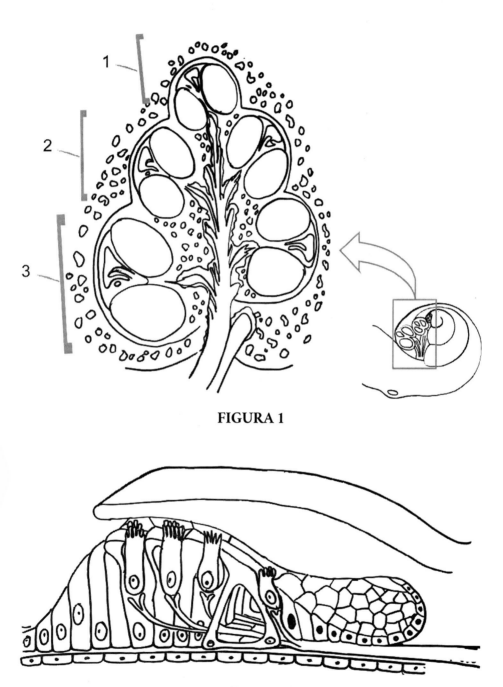

EXERCÍCIOS

Identifique por cores as seguintes estruturas anatômicas:

VIA AUDITIVA
- Cóclea
- Nervo coclear
- Núcleo coclear
- Colículo inferior
- Tálamo
- Corpo geniculado medial
- Giro temporal superior

ANOTAÇÕES

VIA COCLEAR

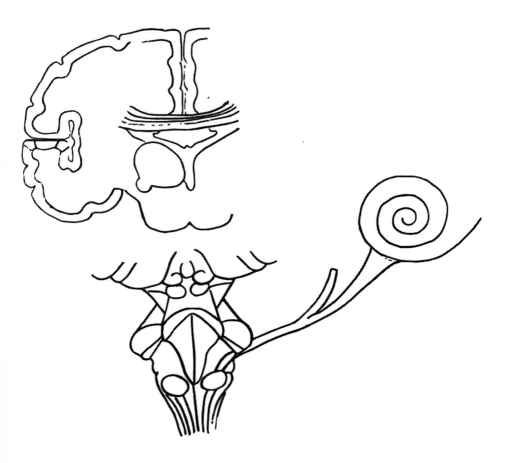

EXERCÍCIOS

Identifique por cores as seguintes estruturas anatômicas:

VISÃO

(Figura 1)
- Nervo óptico
- Trato óptico
- Corpo geniculado lateral
- Radiação óptica

(Figura 2)
- Fibras nasais
- Fibras temporais

Identifique as seguintes estruturas anatômicas enumeradas:

1. _____
2. _____
3. _____

ANOTAÇÕES

VIA ÓPTICA

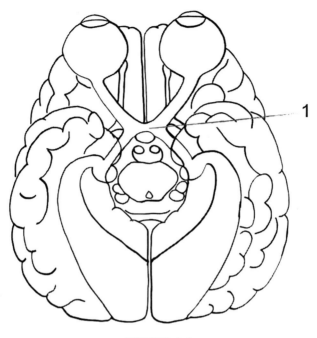

FIGURA 1

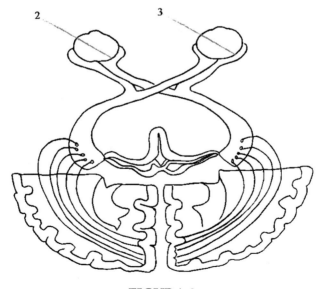

FIGURA 2

OBSERVAÇÕES GERAIS

REFERÊNCIAS

COSTA, G. B. F.; LINS, C. C. S. A. O cadáver no ensino da anatomia humana: uma visão metodológica e bioética. **Ver. Bras. Educ. Méd.**, Rio de Janeiro, v. 33, n. 6, 2012.

DAMASCENO, S. A. N.; CÓRIA-SABINI, M. A. Ensinar e aprender: saberes e práticas de professores de anatomia humana. **Revista Psicopedagogia**, v. 20, n. 63, p. 243-254, 2003.

DANGELO, J. G.; FATTINI, C. A. **Anatomia humana sistêmica e segmentada**. 3. ed. São Paulo: Editora Atheneu. 2007. p. 708.

LIBÂNEO, J. C. **Didática**. São Paulo: Cortez, 1994.

TAKAHASHI, R. T.; FERNANDES, M. F. P. **Plano de Aula**: conceitos e metodologia. Acta Paul Enf. v. 17, p. 114-118 , 2004.

APÊNDICE

Os desenhos foram inspirados segundo as obras:

MACHADO, A. B. M; HAERTEL, L. M. **Neuroanatomia funcional**. 3. ed. São Paulo: Atheneu, 2014. 344 p. ISBN: 97885737906969788538804574.

 MARTINI, F.; TIMMONS, M.; TALLITSCH, R. **Anatomia Humana**. 6. ed. Porto Alegre: Editora Artmed, 2009.

MOORE, K. **Anatomia orientada para clínica**. 7. ed. Rio de Janeiro: Editora Guanabara Koogan, 2014.

SCHÜNKE, M.; SCHULTE, E.; SCHUMACHER, U. **Prometheus, atlas de anatomia**: cabeça e neuroanatomia. Rio de Janeiro: Guanabara Koogan, 2007. 401 p. ISBN: 9788527713139.

SOBOTTA, J.; PAULSEN, F.; WASCHKE, J. **Atlas de anatomia humana**: cabeça, pescoço e neuroanatomia. 23. ed. Rio de Janeiro: Guanabara Koogan, 2012. v. 3. ISBN: 09788527719384.